NOTICE

SUR UNE

EAU FERRUGINEUSE ALCALINE

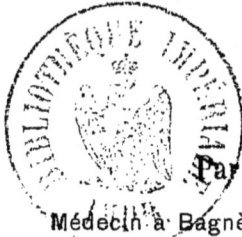

DÉCOUVERTE

Par M. MARGOTON

Médecin à Bagnères-de-Luchon (Haute-Garonne).

Nombreuses expériences qui démontrent l'efficacité de
cette eau dans les hypersécrétions chroniques
des organes.

Soulager la souffrance c'est abréger
les tourments de la vie.
(PAR L'AUTEUR.)

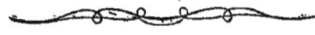

TOULOUSE,
IMPRIMERIE DOULADOURE ;
ROUGET FRÈRES ET DELAHAUT, SUCCESSEURS
Rue Saint-Rome, 39.

1869.

MON CHER ET HONORÉ CONFRÈRE ,

J'ai l'honneur de vous adresser ci-incluse une Notice sur l'usage d'une source minérale ferrugineuse alcaline et arsenicale que j'ai découverte. Elle possède des propriétés merveilleuses pour le traitement des affections chroniques des organes.

Si vous daignez , cher confrère , en faire usage dans votre pratique, et quand vous en aurez constaté l'efficacité , la recommander à votre clientèle , vous aurez droit à toute ma reconnaissance.

MARGOTON , *médecin.*

Des dépôts seront établis dans diverses villes. En attendant, on pourra s'en procurer à Luchon par caisses de **20** à **25** bouteilles , quantité à peu près nécessaire pour une maladie ordinaire. Le coût de la caisse est de **25** fr. la première, et de **31** fr. **25**, la seconde, ainsi que pour les suivantes (verre compris) , et non l'emballage ni le port.

(S'adresser au Directeur et Compagnie de la source Margoton , à Bagnères-de-Luchon.)

INFLAMMATIONS

PASSÉES A L'ÉTAT CHRONIQUE.

Les inflammations qui attaquent nos divers organes sont
la cause des hypersécrétions , que nous nous proposons de
combattre. Les organes qui sont atteints d'une inflammation
sont susceptibles d'une hypersécrétion qui passe souvent à
l'état chronique, lorsque la résolution ne s'opère pas à la première période, et se maintient plus ou moins longtemps, sui-
vant la diversité des causes qui l'ont occasionnée. Les hypersécrétions amènent les organes à un état de consomption
complète , et conduisent le malade à une mort presque cer-
taine.

De nos jours , la thérapeutique a fait de merveilleux pro-
grès, et ne tend à rien moins qu'à supprimer les hypersécrétions par une longue série d'expériences recueillies sur les
affections de ce genre. Mais la nature est plus puissante que
l'art ; elle agit par des composés minéraux qui ont une puis-
sance mystérieuse. Pour vous en convaincre, vous n'avez qu'à
lire le résultat des expériences faites par l'auteur sur une
source minérale froide , ferrugineuse, alcaline et arsenicale,
par lui découverte. Cette source comprend sept substances

d'une efficacité puissante : sulfate, fer, arsenic, etc., comme
il appert de l'analyse ci-jointe :

« Le soussigné, Directeur du laboratoire de chimie de la
Société d'agriculture de la Haute-Garonne, déclare avoir reçu
de M. Margoton, médecin, un échantillon d'eau d'une source
ferrugineuse, située dans la commune de Luchon, au quartier
des Aunes, dit Bernadeaux, pour en déterminer la composi-
tion ; et après analyse, avoir trouvé qu'un litre de cette eau
contient :

Sulfate de soude.............	0^{gr}122
Sulfate de magnésie.. traces.	
Bicarbonate de chaux........	0 255
Alumine................	0 007
Oxyde de fer.............	0 007
Silice..................	0 015
Arsenic........... traces.	
	0 406

MELLIÉS.

Cette eau a la propriété d'arrêter cette surabondance de
sécrétion, qui n'est que trop fréquente, et de remettre les
organes dans leur état primitif, en agissant comme force
corroborante et astringente par un usage peu prolongé. Tout
cela sera démontré par les expériences suivantes sur des maladies dont les causes ont souvent échappé à l'observateur.

Notre source *merveilleuse*, c'est ainsi que nous l'avons dé-
signée, a été reconnue très-efficace dans les maladies suivantes : la pneumonie, la dyspepsie, le catarrhe pulmonaire
et le catarrhe de la vessie ; sur les affections de l'urétère, sur
le diabétès, l'aménorrhée, la leucorrhée, l'œdème, la constipation opiniâtre avec paralysie du colon et du rectum ; elle
produit un soulagement très-sensible dans le cancer latent et
dans les affections chroniques dartreuses.

Voici une série d'observations qui justifient ce que nous
avons avancé :

1re *Observation*. (Leucorrhée.)

Le 25 septembre 1867, j'ai été appelé à donner les soins de l'art à Catherine R..., de Bagnères-de-Luchon, âgée de 17 ans. Je l'ai reconnue atteinte d'une leucorrhée chronique, provenant sans doute des suites de l'état d'inflammation négligée de l'organe utérin. Les fleurs périodiques manquaient chaque mois, et cette jeune fille se trouvait inondée d'une hypersécrétion de matière blanche et jaune qui la mettait dans un état d'atonie complète, avec complication de douleurs aux reins et de dyspepsie. La malade a été mise au régime succulent et à l'usage de l'eau de la source *merveilleuse ;* elle devait prendre trois verres par jour, un le matin à jeun, un à trois heures de l'après-midi, un le soir au moment de se coucher. Après 14 jours d'un pareil traitement, les hypersécrétions ont complétement disparu, ainsi que la dyspepsie et la douleur des reins : l'usage de l'eau a continué jusqu'au 25e jour; les accidents morbifiques n'ont plus reparu. La malade a recommencé son travail de blanchisseuse et a repris un air de santé parfaite.

2e *Observation*. (Leucorrhée chronique.)

Le 6 novembre 1867, je fus appelé auprès de la femme du sieur D... (Pierre), de Bagnères, âgée de 45 ans, et atteinte d'une leucorrhée chronique, quoiqu'elle conservât ses fleurs naturelles. Mais les fatigues de toute nature, l'absence totale de soins, avaient produit un grand épuisement dans le système organique ; les effets s'en faisaient principalement sentir dans les nerfs sympathiques de l'estomac. Cette maladie présentait les symptômes suivants : estomac faible, envie de nausées, agitation nerveuse, souffrance à la tête, organe utérin très-distendu, donnant un écoulement de matières tantôt blanches, tantôt jaunes, avec des souffrances dans la région reinale.

La malade a été mise à l'usage de l'eau minérale du quartier des *Aunes*. La dose était de trois verres par jour, un le matin à jeun, un à trois heures de l'après-midi et un le soir ; j'ordonnai un régime succulent. Le 22 du même mois, après l'absorption de 6 mille grammes d'eau, la malade a éprouvé un mieux très-sensible ; la douleur d'entrailles et l'état de faiblesse qu'elle éprouvait auparavant avaient extraordinairement diminué, et les fleurs leucorrhoïques ont totalement disparu dans l'espace de 16 jours de traitement. La malade a continué quelque temps encore à faire usage de nos eaux pour corroborer ses organes.

3ᵉ *Observation*. (Diabétès.)

Le 29 novembre 1867 , je fus appelé par Louis G..., maréchal , âgé de 40 ans, habitant Bagnères-de-Luchon. Le malade était atteint du diabétès, qui s'est manifesté d'abord par l'urine sucrée ; la maladie datait de 8 mois , et était passée à l'état chronique. On remarquait les symptômes suivants : langue rouge , bouche idem , soif ardente inextinguible, estomac faible, bas-ventre douloureux, reins idem, produit des urines de 15 à 16 mille grammes dans les 24 heures ; les urines étaient par intervalles parsemées d'un brouillard blanc séreux, ne formant pas le moindre dépôt, sans odeur ni couleur , un goût uré ; constipation opiniâtre, les yeux caverneux et enfoncés dans leur orbite ; marasme, atonie complète des extrémités inférieures ; le sujet ne pouvait plus se tenir debout. Je le mis au régime animal et de l'eau *merveilleuse* ; il devait prendre trois verres d'eau par jour, un le matin à jeun , un dans l'après-midi , un le soir avant de se coucher.

Le 19 du même mois, après dix jours de traitement , un mieux notable ; les symptômes alarmants ont disparu , et le malade se rapproche de l'état normal : disposition à manger, urine légèrement colorée, un peu brouillardée, moins sucrée, ayant une légère odeur et moins abondante ; douleur des reins moins sensible , langue légèrement rouge.

Le 20 , même traitement , amélioration plus sensible.

Le 22 , urine colorée et presque limpide, besoin d'uriner beaucoup moins fréquent, répit depuis 10 heures du soir jusqu'à 4 heures du matin. Après ces 13 jours de traitement, les urines ont perdu de deux tiers leur goût sucré ; la langue n'est que légèrement rouge, la soif, d'abord inextinguible, a grandement diminué , ainsi que la douleur des reins et de l'abdomen ; appétit bon.

Le 26 , après 17 jours de traitement, amélioration plus sensible, urée bonne et limpide, ayant perdu presque entièrement sa consistance de blanc d'œuf; le goût du sucre peu sensible, âcreté urique , évacuation revenue à son état normal ; le malade n'éprouve le besoin d'uriner la nuit que vers les 4 heures du matin.

Le 29 novembre , après 20 jours de traitement, amélioration inappréciable : plus de douleur reinale , les urines revenues à l'état normal, plus d'albumine , à peine un léger goût de sucre dans les urines , langue légèrement rouge , bouche fraîche , plus de douleur d'estomac ni de reins , intervalle de 6 à 7 heures dans l'évacuation des urines , qui, de 16 mille grammes dans les 24 heures, sont redescendues à 2 mille grammes.

Le 1er décembre, l'appétit vorace résultant de la perturbation de l'organisme n'existe plus ou est revenu à son état naturel ; presque plus de soif , rougeur de la bouche et de la langue disparue , une légère constipation persiste ; évacuation des urines très-distancée, le malade dort la nuit de 8 heures du soir jusqu'à 7 du matin , 11 heures de répit ; urine colorée , odeur assez prononcée , un peu âcre, avec un léger goût acide, peu sucrée.

Le 3 décembre, même traitement ; amélioration continue.

Le 9, idem ; on peut augurer que la convalescence est prochaine.

Le 14, le malade se trouve dans des conditions normales ; il a passé la nuit du 13 au 14, depuis 10 heures du soir jusqu'à 10 heures du matin, sans uriner ; les urines, peu abondantes, ont repris l'odeur et la couleur naturelles, un peu acides, plus de goût sucré, légère altération ; état de la langue, normal ; le malade s'exerce à monter et à descendre l'escalier de la maison qu'il habite au second étage huit à dix fois par jour ; il peut surveiller ses ouvriers sans se fatiguer, et il a repris ses forces dans 37 jours de traitement.

Le 17, le malade se trouve dans les conditions tout à fait normales, sauf une légère altération et un peu de faiblesse aux extrémités inférieures. Les autres symptômes ont disparu ; l'urée est bonne, la limpidité a repris sans trace sédimenteuse ni goût sucré, qui est remplacé par l'acide urique.

Le 27 décembre, après 48 jours de traitement, guérison complète ; le malade n'a continué l'usage des eaux que pour corroborer son organisme débilité.

4e Observation. (Œdème.)

Le 25 novembre 1867, je fus mandé auprès de la femme d'E... (Joseph), de Bagnères-de-Luchon, atteinte d'un œdème avec hydropéricardite survenue pendant la grossesse, et suivie d'avortement le 7e mois de la gestation. Ces fausses couches déterminèrent des accidents qui produisirent une pneumonie aiguë, avec crachement de sang à trois reprises, malgré l'emploi de béchiques combinés avec des diurétiques, qui cependant avaient amené la réduction de l'œdème, mais n'avaient point fait disparaître la maladie de poitrine. La malade, malgré son état de faiblesse, se sentait disposée à prendre des aliments ; l'œdème reparut. Le sujet se plaignait d'une douleur à la région du foie ; accompagnée de suffocation à perdre la respiration. Tous les moyens employés échouèrent. Je résolus de faire une dernière tentative qui semblait désespérée : j'employai l'eau de la source des *Aunes ;* j'ordonnai trois verres d'eau par jour, un le matin , un à trois heures de l'après-midi , un le soir, pendant dix jours. Ce traitement produisit une résolution des eaux retenues par les voies urinaires, avec relâchement des voies digestives ; ce fut une vraie purgation. La pneumonie avait complétement cédé , mais non la douleur du foie. Quoique la toux fût calmée, que la respiration fût redevenue libre, une grande atonie persistait, malgré l'emploi de fortifiants énergiques. Un abcès hépathique occasionna la mort.

5e *Observation.* (Catarrhe vésical.)

Le nommé C... (Sébastien), de Bagnères-de-Luchon , âgé de 10 ans, doué d'un tempérament lymphatique , éprouvait une grande difficulté à uriner. Pendant le mois de décembre 1866 , l'emploi de mucilagineux en bains et en boissons , avec un régime approprié au malade , avait fait disparaître la maladie. Au 1er décembre 1867 , la même maladie a reparu : le même traitement a été employé; la maladie s'est déplacée et s'est portée sur l'organe pulmonaire. Une toux catarrhale s'est déclarée; à la suite de l'usage des calmants, la maladie, qui exerçait son action sur le poumon , a semblé céder ; mais elle a reparu dans les voies urinaires comme primitivement. Je me trouvais en présence d'une *métastase* qui, par suite d'un état morbifique du sujet, se portait alternativement sur l'un ou sur l'autre des siéges indiqués. Il y avait là des circonstances qui m'échappaient totalement; il s'agissait d'attaquer le mal dans son principe. A cet effet, le malade a été soumis à l'usage de l'eau de la source *merveilleuse ;* il devait en prendre trois verres par jour ; un le matin, un à trois heures de l'après-midi , un le soir. La dose d'eau absorbée équivalait à 750 grammes par jour ; régime succulent.

Le 3e jour de traitement, le malade a éprouvé du mieux dans les voies urinaires ; une pellicule blanche a été expulsée par les urines. Amélioration aussi dans l'organe pulmonaire. Une réaction s'est produite vers la langue et les gencives , où le malade éprouvait un échauffement insupportable ; des gargarismes mielleux ont été employés. Continuation du même régime.

Le 20 du même mois (c'était le 7e jour du traitement) , le malade a éprouvé un relâchement des voies , avec une amélioration sensible dans l'organe pulmonaire. La toux opiniâtre s'est calmée.

Le 23e jour du mois qui correspondait au 10e du traitement, le malade a éprouvé un mieux très-sensible ; la toux catarrhale a disparu , et la convalescence n'a pas tardé à arriver par la continuation du même régime.

6e *Observation*. (Catarrhe pulmonaire.)

Le 1er septembre 1867 , le sieur D..., propriétaire, habitant Bagnères-de-Luchon, fut atteint d'un catarrhe pulmonaire aigu qui réclamait les plus grands soins. Malgré les grands froids et les neiges , le catarrhe avait d'abord disparu, et le malade était revenu à l'état normal ; mais le catarrhe a reparu avec une énergie nouvelle , et a replongé le sujet dans son lit de douleur pendant quatre mois, malgré l'emploi des ressources thérapeutiques les plus efficaces. La toux est devenue opiniâtre , avec une hypersécrétion continuelle à faire craindre une phthisie caractérisée, à en croire les symptômes obscurs de la percussion.

Le 28 mars 1868, désirant arrêter cette abondance de sécrétion, j'ai mis le malade à l'usage de l'eau *merveilleuse*. Il devait prendre quatre verres par jour, un le matin à jeun, un à trois heures de l'après-midi, un à huit heures du soir et un quatrième pendant la nuit. Le 7e jour du traitement, l'hypersécrétion a grandement diminué.

Le 12 avril, 17e jour du traitement, le malade est en parfaite convalescence, les sécrétions sont revenues à l'état normal, le malade dort, mange, se promène au grand air.

Le 18 du même mois, guérison complète ; le malade ne tousse plus que par l'habitude de son asthme. En traitant le catarrhe pulmonaire, j'ai atteint un autre but : le malade était atteint depuis longues années d'une affection dartreuse chronique à la partie antérieure et externe du thorax ; elle a disparu complétement par l'usage de l'eau.

7e *Observation.* (Dyspepsie.)

Le 20 avril 1868, le sieur B…, prêtre, est atteint d'une dyspepsie depuis deux ans. Le malade a consulté bon nombre de médecins pendant le cours de sa maladie ; mais elle s'est montrée rebelle à toute espèce de traitement, et est arrivée à une période grave et alarmante. Symptômes : les yeux petits au fond des orbites, les bords ternes et caverneux, le teint plombé et terreux ; atonie générale, estomac faible, parfois des nausées et des vomissements glaireux ; nulle disposition à prendre des aliments, grande maigreur, dépérissement rapide.

Le sujet fut mis à l'usage de l'eau ferrugineuse alcaline à la dose de trois verres par jour, un le matin à jeun, un à deux heures de l'après-midi, un au moment de se coucher. Ce traitement, continué pendant 25 jours, a arrêté toute espèce d'accident, et ramené le malade à une parfaite santé, avec un régime succulent.

8ᵉ *Observation*. (Affection cancéreuse.)

La nommée B..., âgée de 49 ans, était atteinte d'une affection erratique cancéreuse, fixée à la glande mammaire du sein gauche. On l'a combattue pendant longtemps par les moyens que fournit la thérapeutique : purgatifs, dépuratifs, émissions sanguines dans l'état aigu, Malgré ce traitement, la cause a toujours persisté, et a fait disparaître la glande mammaire sans ulcération ; un exutoire appliqué au bras avait diminué la cause erratique pendant plusieurs années.

Mais le mois de novembre 1867, cette même cause s'est portée sur l'organe utérin, avec inflammation, avec engorgement de cet organe, engorgement aussi de l'abdomen ; souffrance à la région sacrée. Les émissions sanguines ont été pratiquées avec succès dans le moment ; mais la cause du mal se portait de nouveau à la mamelle et au bras. Cette métastase a persisté pendant toute la saison d'hiver, l'affection se portant tantôt au ventre, tantôt à la mamelle. Cette maladie opiniâtre épuisant le sujet presque jusqu'à la consomption, je résolus de le mettre à l'usage de l'eau de ma source, avec le régime succulent. Le traitement commença le 8 juin 1867 ; la malade devait prendre un verre le matin, un à trois heures de l'après-midi, un le soir. Le 28, 20ᵉ jour de traitement, la malade a éprouvé un mieux sensible dans la matrice. L'engorgement du ventre, qui durait depuis 8 mois, a diminué ; la constipation a disparu à la suite d'un relâchement des voies qui n'a point affaibli la malade ; elle mange d'un bon appétit, dort bien, se promène un peu et peut espérer de reprendre bientôt ses occupations habituelles. Le 8 juillet, 30ᵉ jour de traitement, le sujet se trouve sans souffrance, a repris ses fonctions normales, se trouve légèrement affaibli ; la cause du mal semble totalement annihilée.

9ᵉ *Observation*. (Leucorrhée chronique.)

Mᵐᵉ B..., de Bordeaux, est venue se confier à mes soins. Elle est atteinte d'une leucorrhée chronique, contractée par suite de couches à l'âge de 21 ans. Cette affection dure depuis sept années. La malade a tout le système en général dans un état d'atonie et de marasme complet.

Les inspecteurs des eaux de Luchon, consultés, regardaient comme inutile l'usage des eaux thermales, minérales et sulfureuses de cette région, et renvoyaient la malade à Bordeaux. Désolée, elle suivit le conseil qu'on lui donna de venir prendre consultation chez moi. Je soumis le sujet à l'usage de la source *Margoton*, à prendre trois verres par jour, avec régime succulent. Le 16ᵉ jour du traitement, les accidents leucorrhoïques s'arrêtent ; la malade continue l'usage des eaux de ma source 8 jours encore, et elle rentre à Bordeaux après une parfaite guérison.

10ᵉ *Observation*. (Catarrhe intestinal.)

Mᵐᵉ L..., femme d'un capitaine au long cours de Bordeaux, âgée de 48 ans, avait été atteinte dans sa 20ᵉ année d'un catarrhe intestinal. Ce catarrhe avait produit une grande constipation, et la paralysie de l'intestin *colon* et du *rectum* parut s'ensuivre. Cet état durait depuis 25 ans ; des sommités médicales consultées ont employé en vain toutes les ressources de la thérapeutique. Elle vint à Luchon au mois de juillet 1868 pour faire usage des eaux ; mais les inspecteurs l'envoyèrent aux eaux de Sainte-Marie. L'usage de ces eaux pendant un mois ne produisit nul effet. Arrivée chez moi le 1ᵉʳ septembre pour y prendre mon avis, je fus étonné de cet état chronique si persévérant, et je prescrivis sans grand espoir l'usage de ma source. Je la mis à la dose ordinaire : le 4ᵉ jour du traitement, elle éprouva un grand relâchement de son ventre, qui était gros et très-volumineux. Du 7ᵉ au 8ᵉ jour s'opéra une abondante évacuation de matières fécales. Appelé chez la malade, je fus émerveillé du changement qui s'était opéré : le ventre avait complétement cessé d'être tendu, et les fonctions avaient repris leur cours comme dans l'état normal. La malade est repartie très-satisfaite du procédé employé dans ce cas désespéré.

11ᵉ *Observation*. (Leucorrhée chronique.)

La nommée B.... âgée de 60 ans, était atteinte depuis 4 ans d'une leucorrhée opiniâtre à la suite de la disparition des fleurs périodiques. Elle avait consulté plusieurs médecins et avait fait usage des remèdes prescrits sans aucun succès. S'étant présentée chez moi pour réclamer mes soins, je résolus de la mettre à l'usage de l'eau de la source *merveilleuse* ; elle devait prendre 750 grammes par jour, soit trois grands verres, un le matin, un à trois heures et un le soir au moment de se coucher ; régime succulent. Dans l'espace de 19 jours les fleurs leucorrhoïques ont disparu, et la malade s'est retirée guérie.

12ᵉ *Observation*. (Abcès fistuleux.)

Le 10 septembre 1868, on m'amena le sieur B..., habitant Toulouse, qui était atteint depuis 17 ans d'un abcès fistuleux sur le grand fessier, à l'endroit qui correspond à l'articulation cotiloïde du côté droit des extrémités inférieures. Le malade espérait trouver à la source *Margoton* de Bagnères-de-Luchon un soulagement à de longues souffrances, après s'être adressé en vain à des célébrités médicales et avoir épuisé toutes les ressources de la thérapeutique.

Le malade se mit à l'usage de l'eau de la source *merveil-leuse* dont il prenait environ trois verres par jour, et dans l'espace de trente jours il en a pris vingt bouteilles, à peu près à la dose de sept cent cinquante grammes par jour. Cette eau a produit sur la partie malade une réaction san-guinolente. Pendant toute la maladie, il ne sortait de la fistule qu'un pus clair et de fort mauvais augure. Après douze jours de traitement, il ne sortait plus que du sang de la par-tie malade. Ce symptôme annonce la guérison prochaine, s'il n'existe dans l'os aucun principe morbifique.

13e *Observation.* (Dyspepsie.)

Le 10 septembre 1868, la nommée S. Augustine, âgée de quarante-trois ans, habitant Toulouse, se trouvait atteinte d'une dyspepsie qui durait depuis dix mois. Elle avait consulté divers médecins, employé grand nombre de moyens thérapeutiques ; mais le mal se montrait rebelle à tous les traitements et était passé à un état chronique très-grave ; yeux petits, et au fond des orbites, les bords cernés ; le teint plombé et terreux ; ato-nie générale ; estomac faible et parfois pris de nausées ; di-gestion pénible et parfois réaction nerveuse à l'estomac et à la tête ; absence d'appétit ; dépérissement sensible de tout le corps. La malade a été mise à l'eau ferrugineuse alcaline, à la dose ordinaire, un verre le matin, un à trois heures de l'après-midi, un le soir avant de se coucher, régime succu-lent. Après trente jours de traitement, les accidents ont dis-paru et la malade s'est sentie parfaitement guérie.

14e *Observation.* (Hépatite.)

Du 5 décembre 1868. Le nommé B. G., âgé de cinquante-un ans, habitant Bagnères-de-Luchon, est venu prendre consul-tation avec une hépatite latente qu'il supportait depuis trois ans, ayant consulté nombre de médecins qui lui ont prescrit

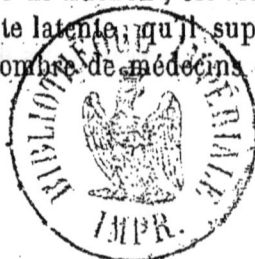

divers moyens thérapeutiques qui paraissent avoir été impuissants à la maladie.

Le malade se plaignait d'une douleur sourde sur la partie latérale droite du thorax, qui s'étendait tout le long de cette partie jusqu'au pli de l'aine droite et produisant un tiraillement de l'organe pulmonaire et du diaphragme, à la partie qui correspond au foie, et par la percussion exercée, la partie était sourde, dure au toucher et d'une sensibilité indolente, avec dérangement de l'estomac ; point de dispositions à recevoir les aliments et parfois des nausées, abattement des forces accompagnées d'une grande fatigue du corps; constipation des fonctions digestives, sans altération ni désir de boire, les urines colorées et sédimenteuses.

A cet effet j'ai jugé que tous ces symptômes caractérisaient une maladie du foie qui était passée à l'état chronique, et ai soumis le malade à faire usage de l'eau ferrugineuse alcaline, source découverte par l'auteur, et préconisée pour ces sortes de maladies : à prendre sept cent cinquante grammes par jour, un grand verre le matin à jeun, un à trois heures de l'après-midi, et autant à dix heures du soir, accompagné d'un régime succulent.

Le traitement a duré vingt-cinq jours, et à ce délai le malade a éprouvé que la partie affectée était revenue à son état primitif; les accidents qu'il éprouvait avaient complétement disparu, et les fonctions digestives ont repris leur état et lui ont laissé bonne disposition à prendre des aliments.

15ᵉ *Observation*. (Catarrhe vésical.)

Du 5 septembre 1868. Le sieur G., ancien géomètre, atteint d'un catarrhe de la vessie depuis six mois, se présente chez le sieur Margoton pour réclamer les soins de l'art; après examen des causes de la maladie, il a constaté un catarrhe de la vessie par les symptômes suivants : douleurs de la région reinale; les urines expulsaient des pellicules

rouges et blanches de la tunique interne de la vessie, et
donnant lieu de croire, à l'auteur, que ces symptômes étaient
dus à un état inflammatoire chronique, lequel administra de
prendre, pendant un mois, l'eau de la source ferrugineuse
alcaline découverte par l'auteur, accompagnée d'un régime
succulent. Le malade s'étant mis à l'usage l'espace de vingt-
cinq jours ; les accidents se sont arrêtés ; il a obtenu une
guérison complète et il a repris son travail.

16e *Observation*. (Leucorrhée chronique.)

Du 12 mai 1868. Appelé pour livrer ses soins médicaux à
Mme C., à Bagnères-de-Luchon, âgée de trente-quatre ans,
atteinte d'une leucorrhée chronique depuis douze ans, malgré
qu'elle eût ses menstrues dans la période régulière, je vis
qu'il existait un état d'atonie dans l'organe utérin, survenu
à la suite d'une inflammation chronique qui agissait particu-
lièrement dans les nerfs sympathiques de l'estomac et qui
occasionnait une dyspepsie insupportable avec des nausées,
douleurs d'entrailles, constipation opiniâtre et l'organe utérin
très-distendu et produisant un écoulement tantôt blanc, tantôt jaune, avec douleurs aux reins. La malade fut mise à
l'usage des remèdes qui ne produisirent aucun effet ; l'usage
en boisson de l'eau ferrugineuse alcaline de M. Margoton lui
fut prescrite à la dose d'un verre le matin à jeun, un à trois
heures de l'après-midi et autant à dix heures du soir, avec un
régime succulent, pendant vingt-cinq jours. La leucorrhée,
les nausées, les douleurs d'entrailles, la dyspepsie et la constipation ont disparu, et la malade a recouvré la santé.

Voilà les observations qui ont été faites par le médecin
Margoton, sur les propriétés de la source qu'il a découverte,
et dont il déclare sur l'honneur tous les détails rigoureuse-
ment exacts.

TABLE DES MATIÈRES.

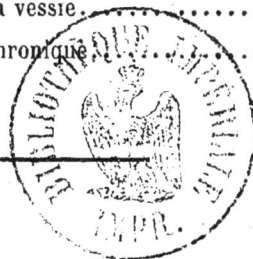

www.ingramcontent.com/pod-product-compliance
Lightning Source LLC
Chambersburg PA
CBHW060510200326
41520CB00017B/4974